Barbara Hickmann

45 Jahre

sind genug

Endlich rauchfrei
ohne Entzugserscheinung

Die vorliegende Ausgabe ist als Book on Demand über die neue Digitaldruck-Technologie BoD TM hergestellt worden und über den klassischen Buchhandel sowie Internet-Buchhandlungen zu beziehen.

Die Rechtschreibung folgt weder der neuen noch der alten, sondern der der Autorin (Redaktionsschluss: November 2014)

Text und Buchgestaltung: Barbara Hickmann, Daaden
Umschlagsgestaltung: für diese Ausgabe by Books on Demand GmbH, Norderstedt

Herstellung und Vertrieb: Books on Demand GmbH, Gutenbergring 53, D-2284 Norderstedt - www.bod.de

Alle Rechte vorbehalten. Kein Teil dieses Buches darf in irgendeiner Form (Fotokopie, Druck oder einem anderen Verfahren) ohne schriftliche Genehmigung der Autorin reproduziert oder unter Verwendung elektronischer Systeme verarbeitet, vervielfältigt oder verbreitet werden.

Copyright © by: Barbara Hickmann
1.Auflage 2014

Inhaltsverzeichnis

Vorwort   5

Wie alles begann   9

Die Menge und das Geld   36

Zusammenfassung meines ersten Jahres   38

So habe ich es im Detail geschafft   43

Die Kosten   44

Was ist eine Nosode   45

Zum Schluss   47

Bezugsquellen   51

Weitere Bücher der Autorin   53

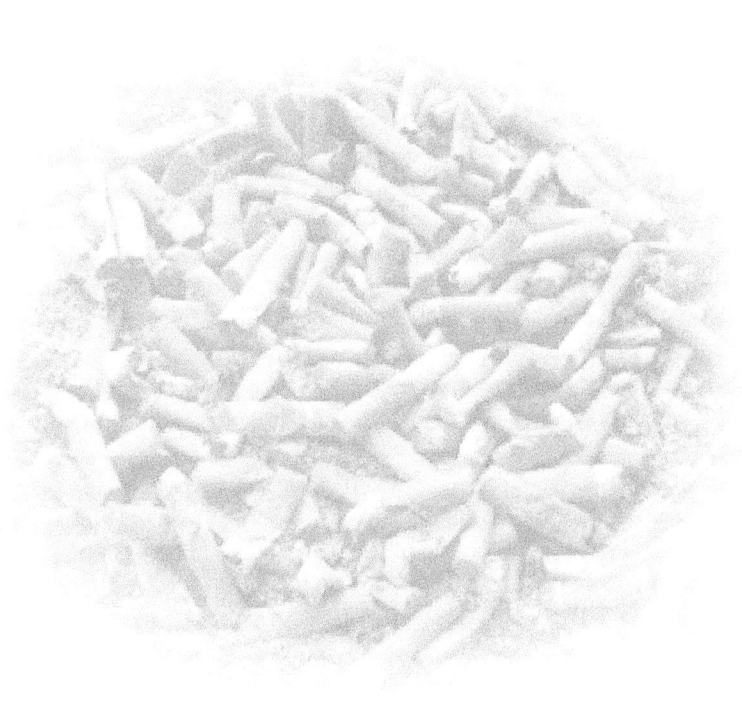

Vorwort

Als ich anfing zu rauchen, war ich 15 Jahre alt und damals war es ja so „cool".

Die Werbung unterstützte den Raucheranfang in jeder Situation und täglich erhielten wir die Gehirnwäsche, dass einem ja richtig etwas im Leben fehlt, wenn man nicht raucht.

Freiheit und Abenteuer wurde uns signalisiert und weil das so traumhaft war, ging man natürlich auch meilenweit für eine Zigarette.

War man genervt und man regte sich auf, dass man durch die Decke gehen wollte – na, da kam dann doch sofort das kleine Männchen und beruhigte uns mit dem Hinweis: erst einmal zur Zigarette greifen und alles wird wieder gut.

Egal wo man war, überall war Zigarettenwerbung. Ob beim Fußballspiel, Autorennen, Plakate in Einkaufsstraßen, Kino... man konnte die Zigarettenpäckchen nicht übersehen und selbst in der Weihnachtszeit gab es Plakate, auf denen ein Weihnachtsmann genüsslich eine Zigarette rauchte.

Man wurde so richtig manipuliert und man kam zu dem Ergebnis, dass man mitrauchen **musste**, um überhaupt im Leben bestehen zu können.

So blieb es nicht aus, dass man sich den rauchenden Freunden selbstverständlich anschloss, denn man wollte ja kein Außenseiter sein.

Was viele Jahre als etwas Wunderbares angeboten wurde, mit dem man die Freiheit und unendliche Weite des Universums ins sich spüren konnte, wurde Jahre später auf einmal alles in Frage gestellt und das genaue Gegenteil behauptet.

Jetzt waren Zigaretten nicht mehr salonfähig, sondern nur noch schlecht, gesundheitsgefährdend und man wurde auf jeder Zigarettenpackung mit Sprüchen gewarnt, dass Raucher früher sterben, an Lungenkrebs erkranken und von den Zigaretten schnell abhängig werden.

Zusätzlich gab es noch in Zeitungen und auch im Internet die passenden Bilder dazu, die schwarze Lungen zeigten, verfaulte Zähne, Zungen- oder Kehlkopfkrebs, so dass einem sensiblen Raucher bei diesem Anblick das Frühstücksbrötchen im Hals stecken blieb und die Vorfreude auf die „Guten Morgen Zigarette" nach dem Frühstück gänzlich dahin war.

Die jahrelange Gehirnwäsche **für** die Zigarette wurde nun umprogrammiert und von nun an galt es, den Rauchern mit ständigen Horrormeldungen, ekelhaften Bildern und Warnhinweisen die Lust auf die Zigaretten zu nehmen.

Und um den Rauchern ihre Lust nach Zigaretten noch mehr zu vermiesen, wurden immer mehr rauchfreie Zonen eingerichtet.

Wurde rauchen anfangs nur in öffentlichen Gebäuden verboten, so folgten immer mehr Rauchverbote in Gaststätten, Flughäfen, Bahnhöfen, Arbeitsplätzen, so dass der Raucher letztlich immer mehr draußen vor irgendwelchen Türen stehen musste, um mal eine Zigarette rauchen zu können.

Verband man früher das Rauchen mit Stärke, Selbstbewusstsein und Erfolg, so wurde man ab den 80er-Jahren immer mehr zum Außenseiter abgestempelt und regelrecht geächtet.

Wieder funktionierte diese Gehirnwäsche, denn ich ertappte mich immer mehr dabei, dass ich anfing ein schlechtes Gewissen zu bekommen, wenn ich mir eine Zigarette ansteckte.

Ich konnte trotzdem nicht gleich aufhören, aber mit jedem Zug wurde mir auch bewusst, dass ich mir gesundheitlich schade, wenn ich rauche und so versuchte ich immer wieder aufs Neue, dass ich von den Zigaretten loskam.

Nach vielen Versuchen und Rückschlägen, habe ich endlich eine Methode gefunden, die funktioniert hat und das so schnell und vor allem ohne den Hauch einer Entzugserscheinung, dass ich es heute noch als ein Wunder ansehe.

Diese Methode möchte ich Ihnen, liebe Leserinnen und Leser, mit diesem kleinen Buch näher bringen und hoffe, dass ich damit dem einen oder anderen eine kleine Hilfe für seinen Versuch, Nichtraucher zu werden, geben kann.

45 Jahre habe ich stark geraucht und gehörte nicht gerade zu den einfachen Süchtigen. Im Gegenteil.

Doch auch ich habe es nun endlich geschafft und sollten Sie vielleicht ebenfalls schon viele gescheiterte Versuche hinter sich haben, so geben Sie dennoch nicht auf, sondern versuchen es eben erneut.

Wenn es mir nach so vielen Jahren doch noch gelungen ist rauchfrei zu werden, dann werden Sie es auch noch schaffen.

Ich wünsche Ihnen eine tolle rauchfreie und gesunde Zukunft.

Barbara Hickmann   November 2014

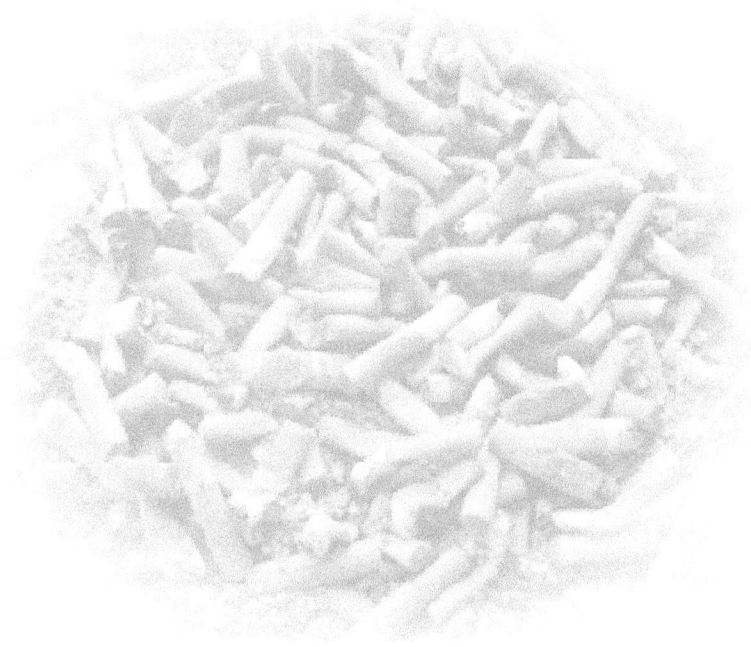

Wie alles begann

Es war 1969, als ich mit rauchen anfing. Damals war ich 15 Jahre alt und wer etwas darstellen wollte, der rauchte. Es gehörte einfach dazu und es war total schick, wenn man irgendwo mit der Zigarette in der Hand herum stand. Oh ja, man fühlte sich ja soooo erwachsen.

Meine Eltern waren strikt dagegen und verboten mir das Rauchen, doch ich war in einem Alter in dem ich ziemlich bockig war und prinzipiell das Gegenteil von dem machte, was meine Eltern mir sagten.

Hinzu kam, dass mein Vater selbst starker Raucher war und ich dadurch noch weniger über die gesundheitlichen Schäden des Rauchens zu überzeugen war.

Trotzdem versuchte er mir die Gesundheitsgefahren zu erklären, die mit dem Rauchen zusammen hängen und machte mich immer wieder darauf aufmerksam, wie schädlich das Rauchen doch sei – dabei rauchte er 10 Zigaretten und beendete seine Ermahnungen mit dem Satz, dass er mir das Rauchen strikt verbot.

Wie das so in der Pubertät ist: in ein Ohr rein und aus dem anderen Ohr raus und so rauchte ich weiter, wenn auch heimlich und bemühte mich, wenn ich nach Hause kam, nicht nach Rauch zu riechen. Aufgrund dessen, dass mein Vater ja selbst rauchte, roch er auch nichts an mir und so konnte ich mich den Zigaretten weiterhin genussvoll hingeben.

Dabei war das ja am Anfang gar nicht so einfach. Ständig musste ich husten und verschluckte mich. Mein Körper zeigte deutlich, dass er dieses Gift nicht wollte, doch in diesem Alter übersah man einfach diese Warnung. Schließlich wollte ich ja, genauso wie meine Freunde, auch erwachsener wirken und da alle rauchten, musste ich schließlich mithalten.

So versuchte ich es immer wieder und ganz langsam hörten die Hustenattacken auf. Ich konnte immer besser inhalieren und je mehr ich rauchte, umso mehr wurde ich routinierter. Schließlich waren die anfänglichen Abwehrreaktionen meines Körpers vorbei und von da an gehörte ich zu den rauchenden Teenies.

Es war aber auch zu dieser Zeit kein Wunder, dass man sich regelrecht bemühte, zu rauchen, um als Raucher „bewundert" zu werden.

Überall Zigarettenwerbung und kein Kino-Besuch, bei dem es im Vorspann des Hauptfilms nicht darum ging, dass man ja meilenweit für eine Zigarette gehen würde.

Die Kinos hatten spezielle Raucherplätze und natürlich wurden diese immer benutzt. Was gab es schöneres, als in der einen Hand die Zigarette und in der anderen Hand das Getränk zu haben.

Ohne Zigaretten lief in dieser Zeit gar nichts mehr. Man rauchte bei jeder Gelegenheit und unmerklich rauchte man auch immer mehr.

Doch auch das störte mich nicht, denn die Zigaretten waren ja zu dieser Zeit noch sehr billig und selbst bei nicht so üppigem Taschengeld war ein Päckchen Zigaretten immer noch drin.

Als ich nach der Schule zu arbeiten anfing, gab es an jedem Arbeitsplatz Aschenbecher und Rauchen gehörte zur Arbeit genauso dazu wie die Tasse Kaffee.

Raucherkrankheiten? Darüber machte ich mir nie Gedanken. Warum auch. Ich hatte keinen Husten und fühlte mich gesundheitlich fit. Auch kannte ich niemanden, der wegen des Rauchens krank war und so waren Gesundheitsgefährdungen durch Zigaretten für mich überhaupt kein Thema. Ich genoss jeden inhalierten Zug und merkte nicht, dass ich schon längst abhängig geworden war.

Im Laufe der Jahre steigerte sich mein Zigarettenbedarf immer mehr und immer wieder kamen in mir die Gedanken auf, doch wieder aufhören zu wollen, denn nicht nur dass ich langsam älter wurde und auch etwas gesundheitsbewusster, sondern auch, weil die Zigaretten immer teurer wurden.

Den ersten Versuch startete ich, als ich ca. 10 Jahre geraucht hatte.

Oh man..... bereits direkt nach dem Aufstehen war das Verlangen nach einer Zigarette da und ich musste mich ständig daran erinnern, dass ich ja aufhören wollte.

Diese Gedanken ließen mich einfach nicht los. Ständig dachte ich daran, dass ich nicht rauchen wollte und umso mehr ich daran dachte, umso mehr hatte ich Verlangen.

Nicht einmal zwei Stunden dauerte es ohne Zigarette, bis ich mich „über die Mücke an der Wand" höllisch aufregte und eine super schlechte Laune hatte.

Im Büro saß ich verbissen am Schreibtisch und musste mich schwer zusammenreißen, dass ich nicht verbal auf meine Arbeitskollegen losging.

Mit Ach und Krach schaffte ich es bis zur Mittagspause, doch dann war es aus. Der nächste Zigaretten-Automat war mir und ich zog mir wieder ein Päckchen.

Sofort wurde es geöffnet und ich steckte mir direkt eine in den Mund. Es war einfach unbeschreiblich, wie ich innerlich ruhiger wurde, je mehr ich wieder rauchte.

Danach aber ärgerte ich mich über mich selbst und bereute, dass ich umgefallen war. Ich nahm mir vor, es eben erneut zu versuchen, aber ….. erst wenn ich dieses Päckchen geraucht hatte.

Natürlich waren diese Gedanken längst vergessen, als das Päckchen leer war. Es wurde direkt wieder ein neues gekauft und ich schob den Vorsatz „aufzuhören" erstmal wieder in weite Ferne.

Ich war der Meinung, ich könnte ja jederzeit zu einem anderen Zeitpunkt aufhören. Ob also jetzt oder später würde nicht viel ausmachen und ich merkte nicht, dass ich mich genauso belog, wie viele andere süchtige Raucher auch.

Erschwerend kam natürlich noch hinzu, dass ich immer wieder an Freunde geriet, die auch rauchten und so war ich einfach viel zu schwach, erfolgreich aufhören zu können. Schaffte ich ein paar Stunden, so fiel ich wieder um, wenn ich von anderen die Zigarette roch oder einen rauchenden Menschen sah.

Im Laufe der Jahre merkte ich immer mehr, dass ich langsam aber sicher doch unter meiner Raucherei litt.

Ich war immer schnell müde und auch das Luftholen strengte mich bei körperlicher Beschäftigung an.

Meine Stimme wurde rauer und ich konnte keine hohen Töne mehr singen. Wollte ich ein Lied aus dem Radio mit trällern, so kamen nur noch krächzende Töne aus meinem Mund heraus.

Meine Gesichtshaut wirkte blass und auch hatte ich das Gefühl, dass meine Haut immer mehr an Spannkraft verlor.

Meine Zähne und mein Zahnfleisch wurden auch immer schlechter und auch meine Haare verloren immer mehr an Fülle

Ständig hatte ich kalte Hände, was auf Durchblutungsstörungen hinwies und daraus resultierend bekam ich Venenprobleme in den Beinen.

Aus anfänglichem Räuspern entwickelte sich nun doch Husten, der mich über den ganzen Tag und auch nachts begleitete.

Ich kam endlich zu Erkenntnis, dass ich das Rauchen beenden musste, wollte ich verhindern, dass sich meine gesundheitlichen Probleme verschlimmern.

Doch das war leichter gesagt als getan. Längst war ich so süchtig, dass ich schon zu den fast aussichtslosen Fällen der Raucher gehörte:

Allein der Gedanke, dass ich nicht mehr rauchen wollte/könnte, ließ mich in Panik geraten und ich bekam feuchte Hände vor Aufregung.

Waren abends, vor dem Schlafengehen, nur noch zwei Zigaretten da, so konnte ich nicht ins Bett gehen, denn der Gedanke aufzustehen und nicht genügend Zigaretten zum Kaffee zu haben, ließ mich nicht einschlafen. So fuhr ich in solchen Situationen immer erst noch einmal zum Zigaretten-Automaten und holte eine neue Schachtel, um danach mit den Gedanken gut einschlafen zu können, dass Nachschub für den nächsten Morgen da war.

Nicht einmal Kleingeldmangel hielt mich von solchen nächtlichen Aktionen ab. Nein, ein Raucher findet immer einen

Weg, um an Zigaretten zu kommen und hatte ich kein Kleingeld, so gab es ja noch die Möglichkeit, die Scheckkarte als Geldkarte aufladen zu können.

Wie herrlich war es doch, das es inzwischen Automaten gab, die Scheckkarten, oder Geldscheine zur Bezahlung annahmen.

So war das dann immer ganz einfach:
Ich fuhr zuerst zum Bankautomaten und lud meine Scheckkarte mit dem Betrag, den ich für die Zigaretten brauchte.

Danach fuhr ich von der Bank zum Automaten, steckte meine Scheckkarte in den Schlitz und schwupp kamen meine Zigaretten heraus.

So war jederzeit gewährleistet, dass ich immer an Nachschub kam, egal ob es nun abends oder mitten in der Nacht war, auch wenn das mitunter sogar noch mit einer Polizeikontrolle verbunden war:

Es war wieder einmal ein Tag, an dem ich mir nicht genügend Zigaretten gekauft hatte und nachts merkte ich, dass ich kaum noch Zigaretten hatte.

Ne, das ging ja gar nicht und wenn ich daran dachte, dass ich dann am nächsten Morgen keine Frühstücks-Zigaretten haben würde, ging das erst recht nicht.

Es war inzwischen 2.00 Uhr nachts und was blieb mir übrig? Ich zog meine Schuhe und Jacke an, nahm die Autoschlüssel und meine Geldbörse….und verließ nochmal die Wohnung, um mir Zigaretten-Nachschub zu holen.

Ich hatte kein Kleingeld mehr und so musste ich erst einmal zum Geldautomaten, um meine Scheckkarte mit 14,00 Euro aufzuladen, damit es für zwei Großpackungen reichen würde.

Ich hatte in dieser Nacht ganz vergessen, dass es Rosenmontag war und wir erhöhte Fahrzeugkontrollen hatten. Dadurch achtete ich auch nicht auf irgendwelche anderen Fahrzeuge.

So fuhr ich also von der Bank wieder gemütlich weg und in die nächste Seitenstraße, weil ich keine Lust hatte, an der Ampel der Hauptstraße halten zu müssen.

Von dieser Seitenstraße ging es dann in die nächste Seitenstraße und von dieser dann wieder in die dritte Seitenstraße, bis ich dann auf den Parkplatz unseres Discounters fuhr, um mit gekonnter Rechtskurve fast vor dem Zigarettenautomat stehen zu bleiben.

Kaum machte ich mein Licht am Wagen aus, sah ich im Rückspiegel plötzlich Blaulicht.

Ich war so mit meinen Zigaretten kaufen beschäftigt gewesen, dass mir gar nicht aufgefallen war, dass mich ein Polizeiwagen verfolgt hatte.

‚Nun ja', dachte ich, ‚was soll's.' Ich hatte ja nichts zu verbergen.

Zwei junge Polizisten stiegen aus und kamen auf mich zu: „Guten Morgen", sagte der eine zu mir, „warum sind Sie denn durch die Seitenstraßen gefahren?"

Ich sah ihn an: „Wieso, das ist doch nicht verboten. Ich wollte nicht an der Ampel auf der Hauptstraße halten, deswegen nahm ich die Seitenstraße."

„Wo kommen Sie denn her? Und was machen Sie denn um diese Uhrzeit auf der Straße?" wurde ich wieder gefragt.

„Von zu Hause," antwortete ich, „ich will mir nur Zigaretten an diesem Automaten kaufen" und deutete dabei auf den Zigarettenautomaten, der unmittelbar vor uns am Zaun angebracht war.

„Wo wollen Sie danach hin?" fragte mich der andere Polizist.

Ich musste langsam grinsen, denn ich hatte ja gerade erst erklärt, dass ich von zu Hause kam und wo will man dann wohl wieder hin? Aber ich gab mich weiter höflich und antwortete: „Na, ich möchte dann wieder nach Hause".

„Haben Sie getrunken?" – „Nein", antwortete ich. „Ich trinke keinen Alkohol, aber ich kann gerne pusten, wenn Sie das wollen."

Der Polizist sah mir direkt in die Augen und verzog keine Miene, doch er schien sich mit meiner Antwort zufrieden zu geben. So verlangte er nur meine Papiere und gerade, als ich dachte, nun kann ich endlich meine Zigaretten kaufen, gab es noch eine Fahrzeugkontrolle.

Also Türen und Kofferraum auf und alles wurde begutachtet. Auf der Rückbank hatte ich noch eine Hundedecke angebracht und wurde prompt gefragt, ob ich einen Hund hätte. Ich verneinte, da mein Rüde verstorben war, jedoch tat diese Decke noch gute Dienste, dass sie hilfreich für viele Einkaufstüten war und durch die Decke, die Polster geschont wurden.

Aha…., aber dennoch wurde die Decke angehoben und man sah darunter, ob nicht doch irgendwas darunter versteckt war.

Nachdem nun auch das erledigt war, verabschiedeten sich die Polizisten, gingen zurück zum Wagen und fuhren davon.

Ich stand noch eine kurze Weile und musste mich erst einmal richtig sammeln. ‚Meine Güte', dachte ich, was für ein Albtraum. Jetzt komme ich sogar schon wegen diesen Glimmstängeln in eine Polizeikontrolle und wer weiß, was die beiden Polizeibeamten wohl über mich gedacht haben, dass man nachts nach 2.00 Uhr wegen Zigaretten aus dem Haus ging?

Wie weit war ich schon mit meiner Sucht gekommen.

Doch auch das hielt mich nicht davon ab, weiter zu rauchen – nein jetzt erst recht und noch am Zigarettenautomat für den Schreck der nächtlichen Polizeikontrolle, steckte ich mir eine an.

Es war echt ein Teufelskreis. Ich hasste die Zigaretten und doch rauchte ich sie.

Bei jeder Zigarette wusste ich, dass ich mir damit nichts gutes tat und doch rauchte ich sie bis zum Filter runter.

Ich wusste, ich musste aufhören, wenn ich mir nicht meine Gesundheit ruinieren wollte und doch kaufte ich mir immer wieder neue Päckchen.

Glücklich machte mich dieser Zustand nicht und ständig ärgerte ich mich über mich selbst. Diese Abhängigkeit wollte ich einfach nicht mehr. Ich wollte mich nicht länger von diesen Glimmstängeln gängeln lassen und fing an, mich über alles zu informieren, was mit der Raucherentwöhnung zu tun hatte.

Einfach war das ja nicht gerade. Es gab so vieles und jedes Mittel versprach, dass man damit rauchfrei wird.

Ich begann mit allem, was man erst einmal in der Apotheke kaufen konnte, doch das funktionierte alles nicht.

Der Entschluss war ja da, aber der Kopf machte einfach nicht mit und trotz, dass ich Nikotin-Ersatz zu mir nahm, dachte ich ständig an Zigaretten, was dazu führte, dass ich ziemlich schnell meine guten Vorsätze wieder über den Haufen warf und mir erneut Zigaretten kaufte.

Und jedes Mal ärgerte ich mich schwarz, dass ich so schwach war und nicht durchhalten konnte. Aber es half trotzdem nichts. Ich qualmte erst einmal wieder weiter.

Ich kaufte Bücher, CDs, DVDs und was es alles gab. Nichts hatte auf mich eine Wirkung und nichts half, mich vom Rauchen abzuhalten.

So vergingen die Jahre und es war ein stetiges auf und ab.

Immer wieder startete ich Versuche aufzuhören und immer wieder hielt ich nicht durch.

Obwohl sich auch das öffentliche Verhalten Rauchern gegenüber immer mehr veränderte und man schon fast wie ein Aussätziger behandelt wurde, wenn man Raucher war, so wenig half es, dass ich endlich mit dem Qualmen aufhörte.

Ein richtig süchtiger Raucher lässt sich doch nicht davon einschüchtern, wenn man plötzlich nicht mehr in Gaststätten rauchen durfte. Nein, das macht ja nur noch härter und tapfer stellte man sich dann eben in die Kälte und zitterte mit der Zigarette in der Hand vor sich hin.

So ein Raucher ist ja nicht so schnell unterzukriegen und wir sind ja auch verständnisvolle Menschen gegenüber Nichtrauchern.

Auch die Warnhinweise auf den Zigarettenschachteln kamen in meinem Kopf nicht an. Erst las ich ja diese Hinweise, doch zum Schluss nahm ich diese Sätze gar nicht mehr wahr.

Also so, wurde sicher auch kein richtiger Raucher zum Nichtraucher und auch bei mir klappte das nicht.

Als ich jedoch dann nach Österreich fliegen musste und auf dem Flughafen nach ellenlanger Suche endlich eine Raucherkabine fand, da wurde mir doch so richtig bewusst, wie abwertend inzwischen doch Raucher behandelt wurden.

Diese Raucherkabine war eine winzige Kabine in der sich die Raucher fast erdrückten, weil so wenig Platz darin war. Es schien so, als wolle man den Rauchern das Rauchen dadurch so richtig schön vermiesen.

Man kam sich vor, wie ein Mensch zweiter Wahl. Die Nichtraucher hatten den gesamten Innenbereich des Flughafens für sich und die Raucher mussten sich zum Rauchen in solche kleinen Raucherkabinen quetschen. Wer an Platzangst litt, für den waren solche Kabinen eine Tortur.
Es verging einem wirklich die Lust da drin zu rauchen, aber wer weiß, vielleicht war das ja sogar mit diesen „Käfigen" so geplant.

Waren das noch Zeiten, als man seinen Flug buchte und man wurde gefragt, ob man einen Raucherplatz oder einen Nichtraucherplatz haben wollte.

Doch das gab es auch schon lange nicht mehr. Man wurde nicht mehr gefragt, ob man Raucher ist, denn es gab prinzipiell keine Raucherplätze mehr.

Je mehr ich darüber nachdachte, umso mehr wollte ich von den Zigaretten loskommen und das nächste was ich versuchte war die E-Zigarette.
Herrlich – dachte ich – jetzt kann ich „gesund" rauchen und alles wird gut. Ja, das dachte ich.

Ich besorgte mir neben der E-Zigarette natürlich Nikotin-Liquids in sämtlichen Varianten, mit allen möglichen Geschmäckern und bildete mir ein, dass ich damit langsam mein Nikotinverlangen drosseln kann, um eines Tages völlig rauch- und nikotinfrei zu sein, aber das war auch wieder ein Trugschluss.

Ich rauchte nun zwar keine Zigaretten mehr, dafür aber hatte ich von morgens bis abends die E-Zigarette im Mund und paffte vor mich hin. Nikotinfrei wurde ich so nicht, im Gegenteil. Ich nahm mehr zu mir, weil ich kaum noch Pausen dazwischen machte und mir war abends manchmal richtig übel.

Zusätzlich bekam ich Probleme mit meiner Stimme und zwar heftig.

Morgens war ich so heiser, dass ich kaum einen Ton herausbrachte.

Tagsüber legte sich die Heiserkeit zwar etwas, aber ich hörte mich weiter an, als hätte ich ein Reibeisen verschluckt.

Statt ja nun einzusehen, dass für mich auch die E-Zigarette nicht das wahre war, besorgte ich mir alle möglichen Mittelchen, um meine Stimmbänder zu unterstützen. Angefangen von einem „Stimmbandöl", welches in den Rachen gesprüht wurde, bis hin zu eigenartigen Lutschtabletten, die den Rachen so richtig schön verschleimten und man das Gefühl bekam, man hätte sich im Hals und Rachen einbalsamiert.

Es wäre ja viel einfacher gewesen, einfach mit der E-Zigarette aufzuhören, aber was so ein richtig süchtiger Raucher ist, der verzichtet ja auf alles, nur nicht auf den Nikotin-Kick.

Lange hielt meine Einbildung zum „gesunden Rauchen" aber auch nicht an, denn diese ständigen Liquids in Frucht, Cappuccino, Kaffee, Tabak, Obst und was es noch so alles gab, kamen mir eines Tages im wahrsten Sinne des Wortes aus den Ohren heraus. Ich konnte diese Geschmäcker zum Schluss nicht mehr schmecken und was war natürlich die „Alternative"? Natürlich: ich kaufte mir wieder ein schönes, gutes altbewährtes Päckchen Zigaretten.

Bei unserer Tankstelle wurde ich wieder Dauerkunde für den Zigaretten-Nachschub und ich brauchte bald schon gar nichts mehr zu sagen, wenn ich an die Kasse kam. Die Kassiererin schaute mich nur noch an, drehte sich um, nahm 3 XXL-Schachteln aus dem Regal und legte sie mir hin.

Jedes Mal, wenn ich wieder 3 Schachteln gekauft hatte, sagte ich voller Überzeugung: „Das sind jetzt aber echt die letzten. Dann höre ich auf…." und immer lachte die Kassiererin mit einem Gesichtsausdruck, der genau erkennen ließ, was sie dachte: …niemals….

Ich wollte aber wirklich aufhören, nur wusste ich immer noch nicht wie. Alle bisherigen Versuche waren ja ständig gescheitert und ich brachte einfach nicht das Durchhaltevermögen auf, das notwendig gewesen wäre.

Eines Tages kam mir dann die Idee, von einer Zigarette eine „Ausleitungsnosode" herstellen zu lassen.

Ich beschäftigte mich sehr viel mit Homöopathie und auch mit der Nosoden-Therapie, so dass mir bekannt war, dass man mit homöopathischen Nosoden nicht nur den Körper bei Krankheiten unterstützen kann, sondern man kann mit Nosoden auch Nebenwirkungen durch Medikamente wieder aus dem Körper ausleiten, genauso wie man auch andere Schadstoffe ausleiten kann.

Ich rief meinen Apotheker an, der sich bestens mit der Herstellung von Nosoden auskannte und fragte ihn, ob man nicht auch von einer Zigarette, so wie sie ist, mit Tabak, Schadstoffen, Nikotin, also allen Inhaltsstoffen, die man mit der Zigarette raucht, eine Nosode herstellen könnte.

Anfangs war er wohl über meinen Wunsch sprachlos, denn wer verlangt schon eine Zigaretten-Nosode, doch da man Nosoden von allen Mitteln herstellen kann, war das auf jeden Fall möglich.

So schickte ich meinem Apotheker eine Zigarette der Marke, die ich immer rauchte und bekam wenige Tage später eine Zigaretten-Nosode in der Potenz D200.

Von dieser Zigaretten-Nosode nahm ich am nächsten Tag direkt 10 Globuli nach dem Aufstehen und wartete mit dem Zähne putzen und Frühstück noch eine Stunde, damit die Globuli auch gut von der Mundschleimhaut aufgenommen werden konnten.

Diese Nosode nahm ich 3 Tage so hintereinander und bereits am 2. Tag fiel mir auf, dass mein Verlangen nach einer Zigarette drastisch zurückging. Ich vergaß im wahrsten Sinne des Wortes zu rauchen und war richtig aus dem Häuschen, aber mein kleines Teufelchen im Kopf begann sich massiv dagegen zu wehren.

Ich hielt den ganzen zweiten Tag gut durch und rauchte statt 35 Zigaretten nur 5 Zigaretten, ohne dass es mir schwer fiel.

Am 3. Tag war es das selbe und auf einmal kam der Gedanke, ich könnte doch genauso rauchen wie bisher, nur eben mit morgendlicher Nosode und dann wären ja die Zigaretten nicht mehr so schädlich, weil die Nosode ja die Schadstoffe ausleitet....

So fing ich wieder an und griff wieder mehr zum Zigarettenpäckchen, obwohl ich nicht mal ständiges Verlangen hatte, aber nein, ich musste einfach rauchen und am 5. Tag machte ich mir alles erst einmal wieder kaputt, denn ich vergaß dann die Nosode weiter zu nehmen, aber dafür wieder richtig viel zu rauchen.

Die Nosode stand danach im Schrank und ich beachtete sie nicht mehr. Mein Teufelchen im Kopf hatte wieder gewonnen.

Wieder vergingen mehrere Monate und die Nosode geriet für mich völlig in Vergessenheit, ebenso, dass ich keinen Gedanken mehr verschwendete, mit Rauchen endlich aufzuhören.

Doch dann kam der Tag, an dem mir die Kassiererin meiner Tankstelle von einer Bekannten erzählte, die bei einer Heilpraktikerin war und sich auf Raucherentwöhnung hatte behandeln lassen. Seitdem würde sie nicht mehr rauchen.

Diese Behandlung wäre eine einmalige Behandlung und hätte auch nicht viel gekostet.

Ich hörte interessiert zu und war ganz angetan, so dass ich mir die Telefon-Nummer dieser Heilpraktikerin geben ließ und ich nahm mir vor, auch einmal dorthin zu gehen, denn diese Heilpraktikerin wohnte nicht weit von mir entfernt.

Aber wie das ja wieder so war. Die Telefon-Nummer schlummerte noch Monate in meiner Tasche und ich hatte sie schon fast vergessen, bis mich die Tankstellen-Kassiererin erneut fragte, ob ich denn schon bei dieser Heilpraktikerin gewesen wäre.

Da fiel es mir wieder ein und wenn ich auch in der Phase war, dass ich mich nicht sonderlich mit dem Nichtrauchen in dieser Zeit beschäftigte, sondern so richtig schön jede Zigarette genoss, so wollte ich das jetzt doch einmal ausprobieren. Vielleicht würde es ja mal bei mir klappen.

So rief ich dann doch bei dieser Heilpraktikerin an und vereinbarte einen Termin, den ich, als er näher rückte, direkt wieder um eine Woche verschob, weil ich irgendwie doch nicht so ganz sicher war, ob ich das alles wirklich so wollte.

Nun kam aber der zweite Termin und wenn ich auch immer noch nicht so 100% überzeugt war, was ich da machen wollte, so brachte ich es vom Anstand her nicht fertig, den Termin zum zweiten Mal abzusagen, auch deshalb, weil ich befürchtete, dann keinen dritten Termin mehr zu bekommen. Wer hat schon Lust auf einen Patienten, der die Termine nicht einhält?

Das wollte ich mir dann doch nicht zerstören, denn immerhin war ja immer noch mein Wunsch, dass ich eigentlich doch aufhören wollte.

So hielt ich den geplanten Termin dann doch ein, auch wenn in meiner Brust „Engel und Teufel" gegeneinander kämpften.

Mein Engelchen machte mir klar, dass es so wunderbar sein wird, wenn ich aufhören würde und ich mir doch vorstellen sollte, welch großartiges Geschenk ich damit meinem Körper machen würde,
mein Teufelchen fragte mich dagegen immer wieder, ob ich das wirklich wollte, denn die Zigarette war doch bisher mein ständiger Begleiter gewesen und hatte mich oft in so vielen Situationen abgelenkt, beruhigt, entspannt.

Ich war hin- und hergerissen und wenn ich auch den Termin einhalten wollte, so wollte ich doch auf meiner „letzten Raucherfahrt" nochmal so richtig eine qualmen.

Ich fuhr zuerst zur Tankstelle und holte mir ein kleines Päckchen Zigaretten, denn für ein großes war die Zeit nicht mehr vorhanden.

Direkt nach dem Kauf steckte ich mir eine an und zog daran, als würde davon mein Leben abhängen. Ich inhalierte jeden Zug mit einer richtigen Leidenschaft und gleichzeitigen Traurigkeit, weil es ja vorbei sein sollte.

Ja, ein Raucher ist schon ein eigenartiges Wesen In seinem Benehmen.

Je näher ich der Adresse der Heilpraktikerin kam, umso mehr wurde ich unsicher und steckte mir direkt wieder eine neue Zigarette an, nachdem die vorherige gerade ausgedrückt worden war.

Um 17.00 Uhr stand ich vor dem Haus.

17.15 Uhr war mein Termin.
Ich hatte noch eine viertel Stunde und steckte mir wieder eine an. Ich inhalierte so tief wie möglich und ich roch immer wieder den „guten" Duft, als wollte ich mir so lange wie möglich diesen Duft in Erinnerung behalten.

17.08 Uhr – noch war Zeit für eine weitere – und für die letzte – Zigarette in meinem Leben. Also steckte ich mir direkt noch eine an und während ich so rauchte, fragte ich mich erneut, ob ich das wirklich wollte. Ich war mir nicht mehr sicher, doch nachdem es dann 17.15 Uhr war, wollte ich zumindest meinen Termin einhalten.

Ich legte mein Päckchen Zigaretten, in welchem sich noch 7 Zigaretten befanden, in den Handschuhkasten und stieg aus dem Wagen.

„Also gut", dachte ich mir, „jetzt zieh' ich das durch und danach sehe ich weiter. Wenn's eben nicht klappen sollte, ist auch kein Problem. Dann rauch' ich eben weiter."

Mit diesen Gedanken stand ich anschließend vor der Haustür der Heilpraktikerin und ohne wirklich davon überzeugt zu sein, dass ich tatsächlich Nichtraucher werden möchte, klingelte ich. Nun gab es kein Zurück mehr.

Nachdem ich hereingebeten wurde und anschließend im Behandlungszimmer der Heilpraktikerin saß, erfolgte erst einmal die Besprechung, bei der ich über mein Rauchverhalten sprach.

Auch darüber, dass ich eigentlich „gern" rauchte, aber dennoch vom Gefühl her wusste, dass ich aufhören musste, da mir klar war, dass ich mich sonst eines Tages totrauchen würde.

Die Ausmaße, dass ich nicht einmal mehr ins Bett gehen konnte, weil ich nur noch 2-3 Zigaretten in der Packung hatte und bereits Panik vor dem Aufstehen bekam, dass diese wenigen Zigaretten nicht reichen würden, hatte schon etwas unnormales an sich. Das merkte ich an mir sogar selbst.

Da ich jedoch schon so viele Versuche hinter mir hatte, die alle kläglich gescheitert waren, wollte ich nun als letzten Hoffnungsschimmer, die Methode dieser Heilpraktikerin versuchen.

Sie lächelte mich verständnisvoll an und erklärte mir, dass ihre Methode bisher eine Erfolgsquote von über 85% aufwies. Nicht nur aus Deutschland kamen die Kunden zu ihr, sondern auch aus dem Ausland und sie würde von vielen dieser Kunden auch wieder weiter empfohlen.

Ich glaubte ihre Worte schon, aber dennoch war ich der Meinung, dass gerade ich ein wohl extremer süchtiger Raucher war und ob das auch bei mir klappen würde?

Wie viele hatten es schließlich schon geschafft, einfach aufzuhören, oder mit Seminaren, oder mit Nikotinersatz, oder oder oder, was bei mir alles fehlgeschlagen war.

„Ehrlich", sagte ich, „wenn Sie es bei mir schaffen, dass ich zum Nichtraucher werde, dann kann ich Ihnen aus ehrlichem Herzen sagen, dass sie nicht nur gut in Ihrer Arbeit sind, sondern ein Wunder" (und ich glaubte nach wie vor nicht so recht an einen Erfolg bei mir).

„Na, dann wollen wir es mal versuchen", sagte sie freundlich und bat mich ins Nebenzimmer. Dort setzte ich mich auf eine Liege und die Heilpraktikerin steckte mir Injektionsnadeln ins rechte Ohr. Nachdem die Nadeln angebracht waren, nahm sie eine Ampulle, öffnete sie und träufelte mir die Flüssigkeit ebenfalls in mein Ohr.

Danach kam das andere Ohr an die Reihe und auch hier gab es wieder Nadeln und die Ampullenflüssigkeit.

Es tat überhaupt nicht weh und nach wenigen Minuten war alles vorbei.

„So," erklärte mir die Heilpraktikerin, „nun sind Sie Nichtraucher".

Ich schaute sie an und dachte mir spontan, dass das ja wohl nicht so ganz stimmen konnte. Noch vor einer guten halben Stunde habe ich schließlich im Auto geraucht, als gäbe es kein Morgen mehr und jetzt soll das vorbei sein?

Na ja.....

Wir gingen zurück ins Besprechungszimmer und sie gab mir zwei Globuli auf die Hand, die ich noch vor ihr einnahm. Zusätzlich erhielt ich noch ein paar schriftliche Informationen, wie ich mich die nächsten 3-4 Tage bei eventuellen Entzugserscheinungen verhalten sollte und es wurden auch Tipps gegeben, damit ich nicht wieder „umfallen" würde.

Ich erklärte ihr, dass ich mir vor geraumer Zeit eine „Zigaretten-Nosode" hatte herstellen lassen und bekam direkt den Tipp, davon 5 Globuli eine halbe Stunde vor dem Schlafen zu nehmen.

Für eine eventuelle Unruhe in den nächsten Tagen nahm ich noch eine kleine Packung einer Teemischung mit, damit ich im Notfall einen leichten Beruhigungstee zur Hand gehabt hätte.

Danach verabschiedeten wir uns und ich ging zu meinem Wagen zurück.

Auf der Heimfahrt fühlte ich mich völlig ruhig und entspannt und was mir direkt an mir auffiel war, dass ich kein Bedürfnis hatte, mir eine Zigarette anzustecken. Das war direkt eine kleine Sensation, denn normalerweise verlief bei mir keine Autofahrt ohne Glimmstängel. Spätestens nach 1km steckte ich mir eine an, doch ich hatte diesmal kein Bedürfnis und das, wo doch noch 7 Zigaretten im Handschuhfach auf mich warteten.

Zu Hause angekommen dachte ich zwar über mein erlebtes nach, aber auch jetzt verspürte ich keine Sehnsucht nach einer Zigarette. Mir war, als hätte man mir mein Gehirn „sauber geblasen". Kein einziger Gedanke an das Rauchen einer Zigarette kam in mir auf.

Ich sammelte alle Aschenbecher in der Wohnung ein und entsorgte sie direkt in die Mülltonne. Einen Aschebecher stellte ich vor die Haustür, für eventuell rauchenden Besuch, denn ich wollte nun nicht zu den aggressiven Nichtrauchern gehören, die andere in die Hölle wünschten, nur weil sie weiter rauchen wollten.

Einzig wollte ich nun nicht mehr, dass in meiner Wohnung geraucht wurde, sondern nur noch draußen, vor der Haustür.

Dann fing ich an und putzte die Wohnung. Alles sollte, so gut es ging, sauber werden und nichts sollte mich mehr an Zigaretten erinnern, oder in mir Sehnsüchte auslösen.

Eine halbe Stunde vor dem Schlafen gehen nahm ich 5 Globuli meiner Zigaretten-Nosode und schlief später mit den Gedanken ein, dass ich ab Nichtraucher bin.

Am nächsten Morgen spürte ich bereits die Veränderung, dass ich nicht das geringste Verlangen nach meiner „Morgen-Zigarette" hatte. Ich machte meinen Katzen die Futterteller fertig, brühte mir einen Kaffee auf und trank ihn, ohne den Drang nach einer Zigarette.

Früher? Unmöglich. Ein Kaffee ohne Zigarette war für mich keine morgendliche Entspannung und glich schon an Folter.

Jetzt? Kein Problem. Ich vermisste nichts und konnte meinen Kaffee auch ohne Zigarette genießen.

Ich war richtig stolz auf mich und vor allem auch glücklich, denn es stellte sich keine Entzugserscheinung ein.

Wenn ich da an früher dachte.... Was war das immer eine Tortur gewesen. Nicht einmal drei Stunden hatte ich ausgehalten, bis ich mich immer mieser gefühlt hatte und meine Gedanken nur noch um „Du willst nicht rauchen" kreisten.

Diese Gedanken fühlte ich nicht. Mir ging es einfach gut.

Als ich meine Nachbarin draußen sah, ging ich sofort raus und erzählte ihr von den Neuigkeiten:

„Stell Dir mal vor, ich rauche nicht mehr", rief ich ihr zu. Sie sah mich an und fragte: „Seit wann?"

„Seit gestern", antwortete ich.

Meine Nachbarin fing schallend an zu lachen und nahm mich überhaupt nicht ernst. Warum auch? Wie oft hatte sie mitbekommen, dass ich aufgehört ….. und wieder angefangen hatte.

„Na, wenn Du 3 Monate nicht mehr rauchst, dann kannst Du mir ja nochmal Bescheid sagen", sagte sie lachend und ich kam mir so richtig dämlich vor.

„Na gut", dachte ich mir, „dann werde ich ihr in 3 Monaten nochmal Bescheid sagen", denn ich hatte mir jetzt fest vorgenommen, es durchzuhalten.

Fünf weitere Tage ging es mir gut. Ich fühlte mich wunderbar, hatte weiterhin keine Entzugserscheinungen und vergaß auch immer mehr die „Rituale", die ich vorher doch immer mit den Zigaretten verbunden hatte:

- Klingelte das Telefon, so musste ich mir immer erst eine anstecken, bevor ich den Hörer abnahm,
- saß ich am PC musste prinzipiell die Zigarette neben mir im Aschebecher vor sich her glimmen und schon automatisch griff meine rechte Hand danach, um wenigstens einen Zug machen zu können.

All diese Gewohnheiten verblassten immer mehr, doch dann merkte ich am 6. rauchfreien Tag, dass ich mich doch irgendwie unruhig fühlte. Meine Hände griffen am Schreibtisch immer wieder ins Leere und ich bekam das Gefühl, in meinem Kopf kommt die „Erinnerung" zurück.

Das wollte ich auf keinen Fall, denn schließlich hatte ich doch schon so einen guten Anfang geschafft.

So nahm ich direkt wieder 5 Globuli meiner Zigaretten-Nosode und innerhalb weniger Stunden wurde ich wieder ruhig, ausgeglichen und mein Verlangen nach einer Zigarette sank auf „0".

Ich merkte daran, dass mein „Teufelchen" in mir doch noch nicht so ganz das Weite gesucht hatte und um ihm nicht den Triumpf zu gönnen, dass ich doch wieder schwach werde, nahm ich daraufhin die Zigaretten-Nosode wöchentlich weiter:

3 Wochen lang, jeweils 1x 5 Globuli pro Woche (also 3x 5 Globuli)

So ging es mir weiterhin super gut. Ich hatte nicht den Hauch von Verlangen und erst recht keine Entzugserscheinungen, die mir das Leben zur Hölle gemacht hätten.

Immer wenn ich nur den Hauch verspürte, dass ich doch etwas unruhig in mir selbst wurde, nahm ich direkt 5 Globuli der Zigaretten-Nosode, doch ich konnte erkennen, dass die Abstände immer länger wurden, dass ich diese Gefühle bekam (die mich jedoch nie so belastet haben, wie man es vom normalen schlimmen Entzug her kannte).

Eine weitere Nosode wurde nach der monatlichen Einnahme, erst nach weiteren 2 Monaten notwendig und danach noch einmal nach erneuten 2 Monaten.

Danach war Schluss. Ich brauchte keine weiteren mehr und das blieb auch so.

- Ich konnte ohne Probleme beim Einkaufen an der Kasse stehen, mir die Zigaretten-Packungen anschauen – es berührte mich nicht.

- Ich konnte Raucher besuchen, in dessen Wohnungen von morgens bis abends gequalmt wurde und es – für mich – im ersten Moment wie in einer verräucherten Kneipe roch – es berührte mich nicht.

- Ich konnte Rauch riechen – es berührte mich nicht.

- Ich konnte Raucher draußen rauchen sehen – es berührte mich nicht.

- Ich konnte mit Rauchern zusammen stehen, ihnen beim Rauchen direkt vor meiner Nase zuschauen – es berührte mich nicht.

- Ich konnte dankend angebotene Zigaretten ablehnen – ich hatte nicht den Hauch eines Bedürfnisses, solche wieder in den Mund zu stecken.

Keine einzige Situation mit Rauchern ließ irgendeine „Erinnerung" aufkommen, oder eine Verknüpfung entstehen, die meinem Gehirn signalisiert hätte, dass ich doch früher Kettenraucherin war.

Wenn ich manchmal ehemalige Raucher hörte, die mir sagten, dass sie selbst noch nach einigen Jahren immer wieder Situationen hätten, in denen sie auf einmal an Zigaretten denken würden, so konnte ich das bei mir nicht feststellen.

Ich fühlte mich eher so, als hätte ich noch nie geraucht und hatte deswegen auch keinerlei Bedürfnis danach.

So, wie ich ohne Emotionen an anderen unwichtigen Dingen vorbei gehen konnte und sie direkt wieder vergessen hatte, so reagierte ich auf Zigaretten.

Das einzige, was mir wirklich bewusst wurde war, dass ich schon nach kurzer Zeit erkannte, wie sehr man als Raucher stinkt.

War mir das früher ja selbst nie aufgefallen, so merkte ich das jetzt auf einmal selbst, und zum ersten Mal wurde mir klar, wie wohl auch meine Wohnung für nichtrauchenden Besuch gestunken haben muss.

Selbst wenn man kurz vor einem Termin aufhörte zu rauchen, so brachte man doch eine richtige „Fahne" an Rauch und Gestank um sich herum mit, da ja auch die Kleidung für andere mehr als unangenehm roch.

Am schlimmsten aber empfand ich in den ersten Wochen auch noch den Gestank im Auto. Nie zuvor war mir das aufgefallen, aber als ich mich die ersten Wochen immer wieder in meinem Wagen setzte, hatte ich in den ersten Sekunden richtiges Übelkeitsgefühl, wie ekelig es in meinem Wagen stank. Für einen nichtrauchenden Mitfahrer musste es bei mir schon die reinste Folter der Geruchsorgane gewesen sein.

Erst im Laufe der Zeit verflog dieser penetrante Gestank, nachdem ich ständig nur noch mit offenen Fenster und Luftzug gefahren war, den Aschebecher aus dem Wagen genommen und erstmal richtig gespült hatte.

Doch noch heute, ein Jahr nach meinem erfolgreichen Zigaretten-Ausstieg rieche ich in meiner Wohnung in den Schränken kalten Rauch, der mich immer wieder daran erinnert, dass man als Raucher auch völlig seinen normalen Geruchssinn ruiniert. Erfreulicherweise aber kommt er wieder, wenn man sich mal von den Glimmstängeln mal getrennt hat.

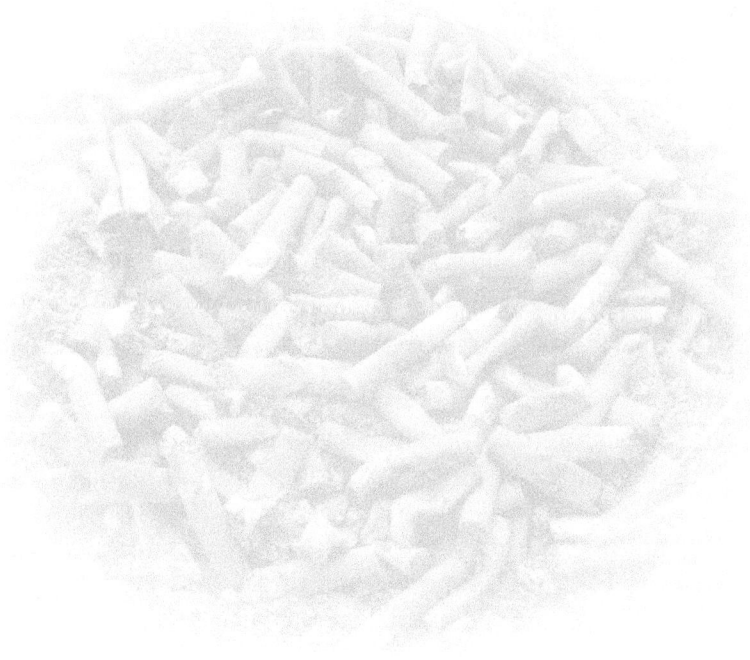

Die Menge und das Geld

Als meine neue Rauchfrei-Zeit begann, hatte ich natürlich, wie wohl viele neue Nichtraucher auch, einen Zähler auf dem PC installiert, der von nun an die „nicht gerauchten Zigaretten, die nicht eingenommenen Schadstoffe und vor allem das eingesparte Geld" sichtbar machen sollte, damit ich mich weiterhin täglich auch dadurch motivieren konnte, wie weit ich es geschafft und vor allem wie viel ich bereits eingespart hatte.

Bisher hatte ich immer so um 35 Zigaretten täglich geraucht und manchmal auch noch mehr, wenn ich in Gesellschaft war. Darüber hatte ich mir eigentlich nie wirklich Gedanken gemacht, denn das war im Durchschnitt ein XXL-Päckchen und ich zählte die gerauchten Zigaretten auch nicht täglich zusammen.

Man rauchte sie eben und man kaufte neue, wenn die Schachtel leer war.

Hätte man mich einmal gefragt, wie viel ich im Monat, oder gar im Jahr rauchen würde, so hätte ich das auf Anhieb nicht sagen können und mal ehrlich, wer will das auch schon wissen? Da würde man ja noch mehr ein schlechtes Gewissen bekommen.

Nun aber hatte ich meinen kleinen Zähler, den ich mit den durchschnittlichen Angaben eingerichtet hatte:

Täglich 35 Zigaretten
1 Zigarette hatte 0,8mg Nikotin und 10mg Teer
Täglich durchschnittlich 6,15 Euro an Kosten.

Er fing an zu zählen: jede Sekunde, jede Stunde, jeden Tag, jede Woche, jeden Monat.....

und je mehr er zählte, umso mehr empfand ich immer mehr Entsetzen.

Zum ersten Mal überhaupt wurde mir deutlich bewusst, wie viel Zigaretten ich allein in einem Monat geraucht hatte,

was ich meinem Körper mit dieser Masse zugemutet habe und ganz ehrlich wurde mir zum allerersten Mal bewusst,

was mein Körper doch viele Jahre hat aushalten und verkraften müssen.

Es grenzte ja schon fast ein an Wunder, dass der Körper da nicht schon längst schlapp gemacht hatte.

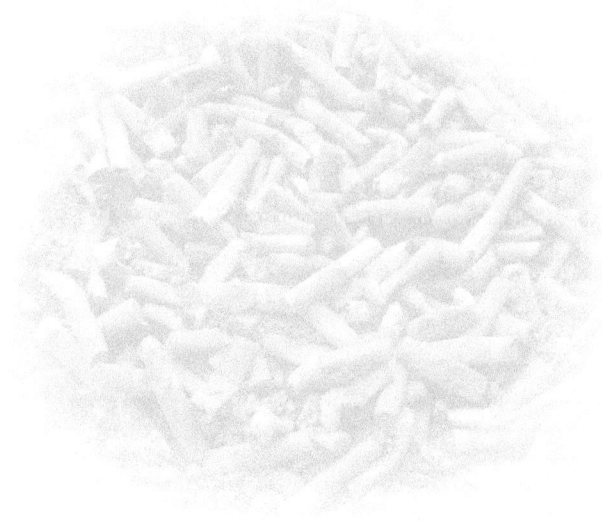

Zusammenfassung meines ersten Jahres:

1. Monat

   Nicht geraucht: **1.086 Zigaretten**
   Nicht aufgenommen: 868,80mg Nikotin
   Nicht aufgenommen: 10,86g Teer
   Nicht ausgegeben: **222,63 Euro**

2. Monat

   Nicht geraucht: **2.141 Zigaretten**
   Nicht aufgenommen: 1,71g Nikotin
   Nicht aufgenommen: 21,41g Teer
   Nicht ausgegeben; **438,90 Euro**

3. Monat

   Nicht geraucht: **3.223 Zigaretten**
   Nicht aufgenommen: 2,58g Nikotin
   Nicht aufgenommen: 32,23g Teer
   Nicht ausgegeben: **660,71 Euro**

4. Monat

   Nicht geraucht: **4.270 Zigaretten**
   Nicht aufgenommen: 3,42g Nikotin
   Nicht aufgenommen: 42,70g Teer
   Nicht ausgegeben: **875,35 Euro**

5. Monat

Nicht geraucht: **5.400 Zigaretten**
Nicht aufgenommen: 4,32g Nikotin
Nicht aufgenommen: 54g Teer
Nicht ausgegeben: **1.107,00 Euro**

6. Monat

Nicht geraucht: **6.446 Zigaretten**
Nicht aufgenommen: 5,16g Nikotin
Nicht aufgenommen: 64,46g Teer
Nicht ausgegeben: **1.321,43 Euro**

7. Monat

Nicht geraucht: **7.490 Zigaretten**
Nicht aufgenommen: 5,99g Nikotin
Nicht aufgenommen: 74,90g Teer
Nicht ausgegeben: 1.535,45 Euro

8. Monat

Nicht geraucht: **8.575 Zigaretten**
Nicht aufgenommen: 6,86g Nikotin
Nicht aufgenommen: 85,75g Teer
Nicht ausgegeben: **1.757,88 Euro**

9. Monat

Nicht geraucht: **9.773 Zigaretten**
Nicht aufgenommen: 7,82g Nikotin
Nicht aufgenommen: 97,73g Teer
Nicht ausgegeben: **2.003,46 Euro**

10. Monat

Nicht geraucht: **10.858 Zigaretten**
Nicht aufgenommen: 8,69g Nikotin
Nicht aufgenommen: 108,58g Teer
Nicht ausgegeben: **2.225,89 Euro**

11. Monat

Nicht geraucht: **11.943 Zigaretten**
Nicht aufgenommen: 9,55g Nikotin
Nicht aufgenommen: 119,43g Teer
Nicht ausgegeben: **2.448,32 Euro**

12. Monat

Nicht geraucht: **12.993 Zigaretten**
Nicht aufgenommen: 10,39g Nikotin
Nicht aufgenommen: 129,93g Teer
Nicht ausgegeben: **2.663,57 Euro**

Mag das Geld in erster Linie für einen Raucher nicht mal das wichtigste Kriterium sein, so wird man doch mehr als nachdenklich, wenn man sich einmal vor Augen führt, wie viel Zigaretten man in einem Jahr so raucht.

Ich stellte mir im Kopf diese Masse von 12.993 Zigaretten auf einem Haufen vor – und mir wurde richtig schlecht bei dem Gedanken. So hatte ich meinen Zigarettenkonsum noch nie gesehen und ehrlich, ich war wirklich entsetzt, was ich meinem Körper zugemutet hatte.

Ich begann jetzt mal meine Raucherjahre nachzurechnen und mir wurde nur noch schlechter.

Ging ich mal vom Durchschnitt von ca. 4.00 Euro pro Schachtel aus, da ja früher die Zigaretten billiger waren und von einem Raucher-Durchschnitt von 25 Zigaretten am Tag, da ich früher ja auch weniger geraucht hatte, so ergab sich folgendes Ergebnis:

1 Jahr rauchen á 25 Zigaretten täglich = 9.125 Zigaretten
1 Jahr rauchen á 4,00 Euro pro Packung = 1.460,00 Euro

45 Jahre rauchen = **410.625 Zigaretten**

45 Jahre rauchen = **65.700 Euro**

Auch wenn diese Rechnung nur ganz grob geschätzt war, so war ich doch schockiert, aber auch irgendwie davon „wach gerüttelt" worden. Nach dieser Zusammenfassung stand für mich umso mehr fest, dass ich auf keinen Fall wieder anfangen wollte und werde.

Mit jedem weiteren Monat fühle ich mich glücklicher, zufriedener und immer stolzer, dass ich es nach 45 Jahren endlich geschafft habe, rauchfrei zu werden und auch zu bleiben.

Es waren so viele Versuche gewesen, bis ich endlich die richtige Methode für mich gefunden hatte und ich bin heute noch froh darüber, dass ich nie aufgehört habe, immer und immer wieder neues zu probieren.

Mit dieser Methode, die ich im Anschluss noch einmal ganz genau erklären werde, wurde ich rauchfrei, ohne dass ich unter Entzugserscheinungen leiden musste.

Dank der Unterstützung der Heilpraktikerin und auch dank der weiteren Unterstützung durch die Zigaretten-Nosode, wurde ich fast im „vorüber gehen" von meiner Zigarettensucht geheilt. Ich habe mehr und mehr vergessen, dass ich jemals geraucht habe und deshalb habe ich auch keinerlei Entzugserscheinungen entwickelt.

Das scheint auch der Erfolg zu sein, denn was ich nicht (mehr) vermisse, nach dem habe ich keine Sehnsucht und mein Körper reagiert auch nicht mit einer Entzugserscheinung.

Genau das ist mir durch die Injektions-Therapie mit anschließender Nosoden-Therapie gelungen.

So habe ich es im Detail geschafft:

Eine einmalige **Injektions-Therapie zur Raucherentwöhnung**.

Dazu eine **Zigaretten-Nosode in der Potenz D200**

- Eine Zigarette meiner Marke, die ich immer geraucht hatte wurde an einen Apotheker geschickt, der sich auf Homöopathie und Nosoden-Herstellung spezialisiert hatte. Dieser fertigte dann von der Zigarette eine sog. Ausleitungsnosode an.

- Diese Nosode wurde am gleichen Tag der Injektions-Therapie, abends ½ Stunde vor dem Schlafen gehen, eingenommen: 5 Globuli, die unter der Zunge aufgelöst und so über die Schleimhäute aufgenommen wurden.

Die weitere Einnahme erfolgte wie folgt:

5 Tage nach der Injektions-Therapie: 1x 5 Globuli

danach

3 Wochen lang, jeweils **1x pro Woche**: 5 Globuli

danach

2 Monate lang, jeweils **1x pro Monat**: 5 Globuli

und 2 Monate später noch **1x 5 Globuli**

Nach dieser Zeit brauchte ich keine weitere Nosode mehr und blieb weiterhin eine völlig entspannte Nichtraucherin.

Die Kosten

Die Kosten für diese Raucherentwöhnung werden Sie mehr als überraschen, denn sie sind, im Vergleich zu vielen anderen Mitteln, Seminaren, DVDs und was es sonst noch so gibt, extrem gering und eigentlich für jeden Raucher erschwinglich.

Da sich in der Regel immer wieder in vielen Bereichen die Preise und Kosten ändern bzw. Heilpraktiker sicher auch unterschiedlich in ihren Berechnungen sind, wäre es verfälschend, hier einen Preis zu nennen.

Von meinen eigenen Kosten für meine Therapie kann ich jedoch sagen, dass mich alles zusammen nicht mehr als einen Monat „Zigaretten-Geld" gekostet hat.

Statt dieses Geld erneut in die Luft zu blasen, habe ich es in diese Therapie investiert und es hat sich mehr als gelohnt.

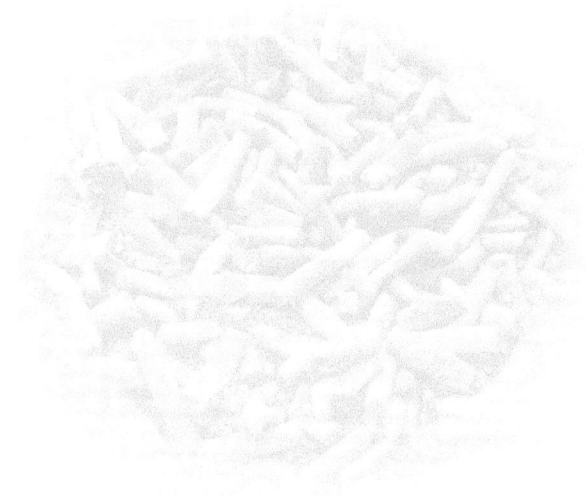

Was ist denn eine Nosode und wie funktioniert sie?

Vielleicht fragen Sie sich, wie ich überhaupt auf eine homöopathische Nosode gekommen bin und was diese denn bedeutet.

Zum Abschluss möchte ich Ihnen dieses Mittel natürlich auch noch erklären.

Unter dem Begriff „Nosoden" versteht man homöopathische Arzneimittel, die entweder aus Krankheitserregern, infektiösen Ausscheidungsprodukten, Medikamenten oder anderen Substanzen/Mitteln hergestellt wurden.

Diese werden bei Erkrankungen eingesetzt, um den Heilungsprozess zu unterstützen, oder zur Ausleitung unerwünschter Nebenwirkungen von Medikamenten und anderen Substanzen, falls es zu diesen gekommen ist.

Die Nosoden-Therapie ist die Therapie bei der man gleiches mit gleichem behandelt.

Hier: Die Zigarettensucht wird durch die Zigaretten-Nosode behandelt.

In mir kam der Gedanke, wenn man schädliche Nebenwirkungen durch eine Nosode ausleiten kann, dann müsste das doch auch mit einer Zigarette funktionieren und nach Rücksprache mit meinem Apotheker, der mir bei diesen Überlegungen Recht gab, schickte ich diesem eine Zigarette von mir (die Marke, die ich immer geraucht hatte) um eine Ausleitungsnosode in der Hochpotenz D200 herzustellen.

Die Hochpotenz nahm ich deshalb, weil ich bereits viele Jahre „chronischer Raucher" war und sich dadurch die Hochpotenz eher eignete, als eine tiefere Potenz.

Was ich mir erhofft hatte, funktionierte tatsächlich.

Alle Stoffe, einschließlich das Nikotin, waren im Tabak der Zigarette enthalten und dadurch beinhaltete die Nosode ebenfalls diese Stoffe.

So wurden nicht nur die Schadstoffe der Zigarette durch die hergestellte Nosode ausgeleitet, die ich viele Jahre meinem Körper zugemutet hatte, sondern auch das Nervengift Nikotin.

Gerade das Nikotin ist das Suchtmittel Nr. 1 das verantwortlich ist, dass viele Raucher es nicht schaffen, aufzuhören, denn sobald der Nikotinspiegel sinkt, gehen die Entzugserscheinungen los, die für manche extrem schwer durchzuhalten sind. Ich war selbst das beste Beispiel.

Nachdem ich die Nosode eingenommen hatte, merkte ich sehr schnell, dass mein Verlangen auf Zigaretten zurück ging und ich auch immer weniger an sie dachte.

Die einzige Erklärung für mich war und ist es auch heute noch, dass diese Ausleitungsnosode auch die Nikotinsucht beeinflusst hat. Eine andere Erklärung gibt es nicht für mich, denn die Vergangenheit hatte gezeigt, dass ich bei anderen Versuchen nie durchgehalten hatte, aber sich nach der Nosoden-Einnahme meine Nikotinsucht im wahrsten Sinne des Wortes aufgelöst hatte, ohne dass mein Körper mit Entzugserscheinungen zu kämpfen hatte.

Ich bin heute noch überzeugt, dass ich ohne diese Zigaretten-Nosode wahrscheinlich nicht durchgehalten hätte.

Zum Schluss

Wenn Sie mit dem Rauchen aufhören möchten, so denken Sie bitte daran, dass neben den herkömmlichen Methoden, die Nikotin-Ersatz-Methode, meiner Meinung nach, die denkbar schlechteste ist, denn die Zigaretten-Sucht entsteht ja gerade durch das Nikotin, welches zudem noch ein starkes Nervengift ist.

Nicht der Tabak macht süchtig, sondern Nikotin und dieses ist dafür zuständig, dass so viele Raucher beim Versuch aufzuhören, immer wieder rückfällig werden.

Auch ich hatte Nikotin-Ersatz anfangs probiert, doch zum Schluss war es für mich nicht mehr zu verstehen.

Wie soll ein Mensch seine Zigaretten-/Nikotinsucht überwinden, wenn er zwar nicht mehr raucht, aber dafür Nikotin-Ersatz zu sich nimmt?

So kann kein Mensch Nikotin frei werden und so kann ich mich von meiner Nikotin-Sucht auch nicht befreien.

Im Gegenteil. Während man das Nikotin mit den Zigaretten zu sich nimmt und nachts Nikotin frei schläft, gibt es Mittel, die 24 Stunden am Tag Nikotin an den Körper freigeben. Zwar nur in kleinen Mengen, aber doch kontinuierlich. Kein Raucher raucht wohl 24 Stunden an einem Stück.

Für mich war das nicht zufriedenstellend und es hatte bei mir ja auch nicht funktioniert, mit Nikotin-Ersatz rauchfrei zu werden. Sicher mag es Raucher geben, die damit Nichtraucher geworden sind, doch sehr viele schaffen es so nicht.

Mir war klar, dass man nur rauchfrei werden kann, wenn man auch gleichzeitig Nikotin frei wird und in erster Linie muss man die Nikotinsucht besiegen, wenn es mit dem rauchfreien Leben klappen soll.

Erst wenn man das Nikotinverlangen aus dem Kopf heraus hat, verlangt der Körper auch nicht mehr nach Nachschub und reagiert bei „Nichterfüllung" mit Entzugserscheinungen.

Wenn der Körper keine Entzugserscheinungen zeigt, dann entbehrt er nichts und das führt dazu, dass man

- sich nicht schlecht fühlt,
- nicht mit „Sehnsucht" an Zigaretten denkt,
- Zigaretten regelrecht vergisst,
- usw.

Wie viele Raucher, die aufgehört haben zu rauchen, erzählen noch nach vielen Jahren, dass Sie immer noch Situationen haben, in denen sie plötzlich ans Rauchen denken? Immer noch scheint bei diesen die „Nikotin-Droge" nicht vollständig abgebaut zu sein und immer noch muss sich der eine oder andere gegen seine Sucht wehren, um weiter standhaft zu bleiben.

Nicht immer gelingt es und so mancher erfolgreiche Nichtraucher fängt plötzlich nach 3, 4, 5 Jahren auf einmal wieder an zu rauchen.

Ich konnte mit der anfänglichen Injektions-Therapie und der darauf folgenden Nosoden-Therapie feststellen, dass durch die Ausleitung der Schadstoffe in der Zigarette, auch das Nikotin mit ausgeleitet wird und sich die Sucht nach Nikotin regelrecht auflöst.

Ich fühlte mich innerhalb kürzester Zeit vom Kopf her so, als hätte ich nie geraucht und nicht der Hauch eines Gedankens kommt seitdem mehr in mir auf, dass ich doch „mal eine" wieder versuchen könnte.

Das zeigt, dass es möglich ist, nicht nur Zigaretten-frei werden zu können, sondern und das ist für mich noch wichtiger, um auch die Nikotinsucht besiegen zu können. Das wird dazu führen, dass man auch nach Jahren noch ein entspannter Nichtraucher, ohne Verlangen nach einer Zigarette, ist.

Man muss sich dafür nicht einmal großartig anstrengen, denn wenn Sie mein Büchlein genau gelesen haben, so war ich eigentlich gar nicht 100% davon überzeugt, ob ich wirklich aufhören will – doch selbst das hat die Therapie nicht beeinflusst.

Ob ich richtig wollte oder nicht – ich bin Nichtraucher geworden und das widerspricht sogar der These, dass man Nichtraucher nur dann werden kann, wenn man es 100%ig und felsenfest auch wirklich will.

Ich wünsche allen Rauchern, die aufhören möchten, den gleichen guten und schnellen Erfolg, den ich erleben durfte.

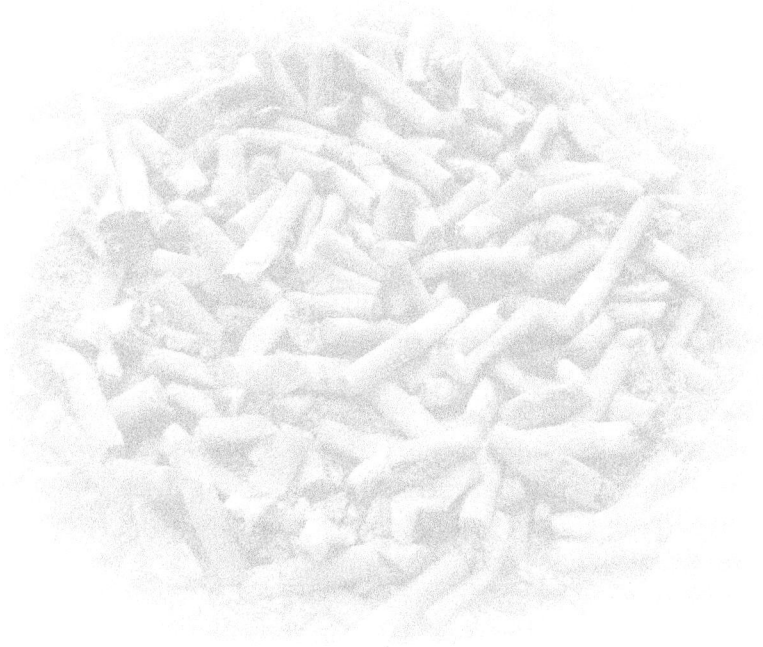

Bezugsquellen

Da es aus rechtlichen Gründen nicht möglich ist, hier einzelne Anbieter zu nennen, können Sie gerne die Webseite der Autorin besuchen und sich deren Link-Seite anschauen:

www.katzenbuch.eu

oder informieren Sie sich über die Raucherentwöhnung durch Injektions-Therapie/Nosoden-Therapie im Internet.

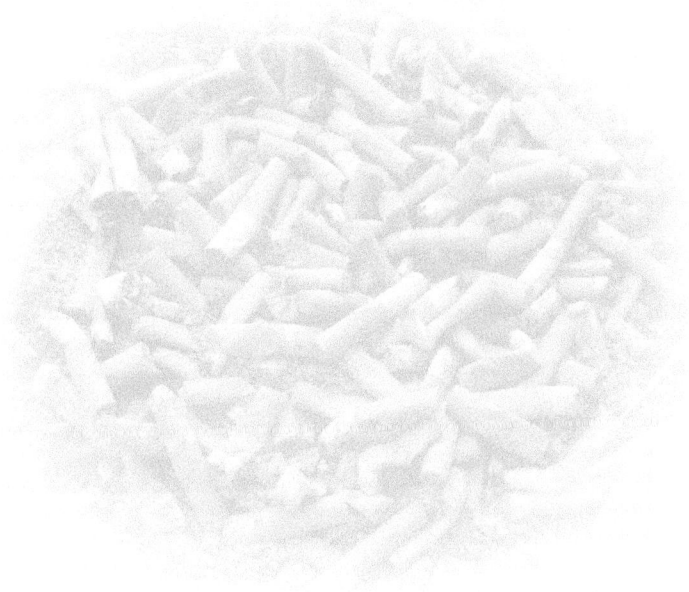

Weitere Bücher

der Autorin

Barbara Hickmann

Basiswissen
Katzenzucht

Ein Leitfaden für Zuchtanfänger

Barbara Hickmann

Katzen

geboren, um gesund zu leben

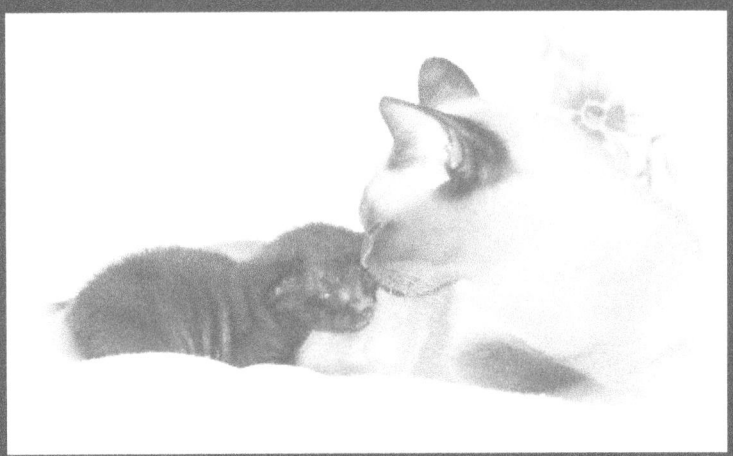

Sanfte Hilfe bei Bakterien, Viren & Co

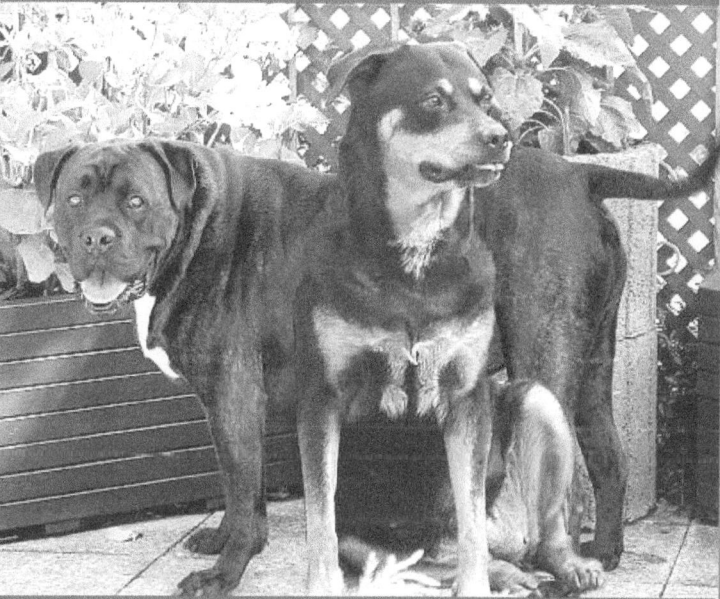

Barbara Hickmann

HUNDEN
hilft Natur

Sanfte Hilfe
bei Bakterien, Viren & Co.

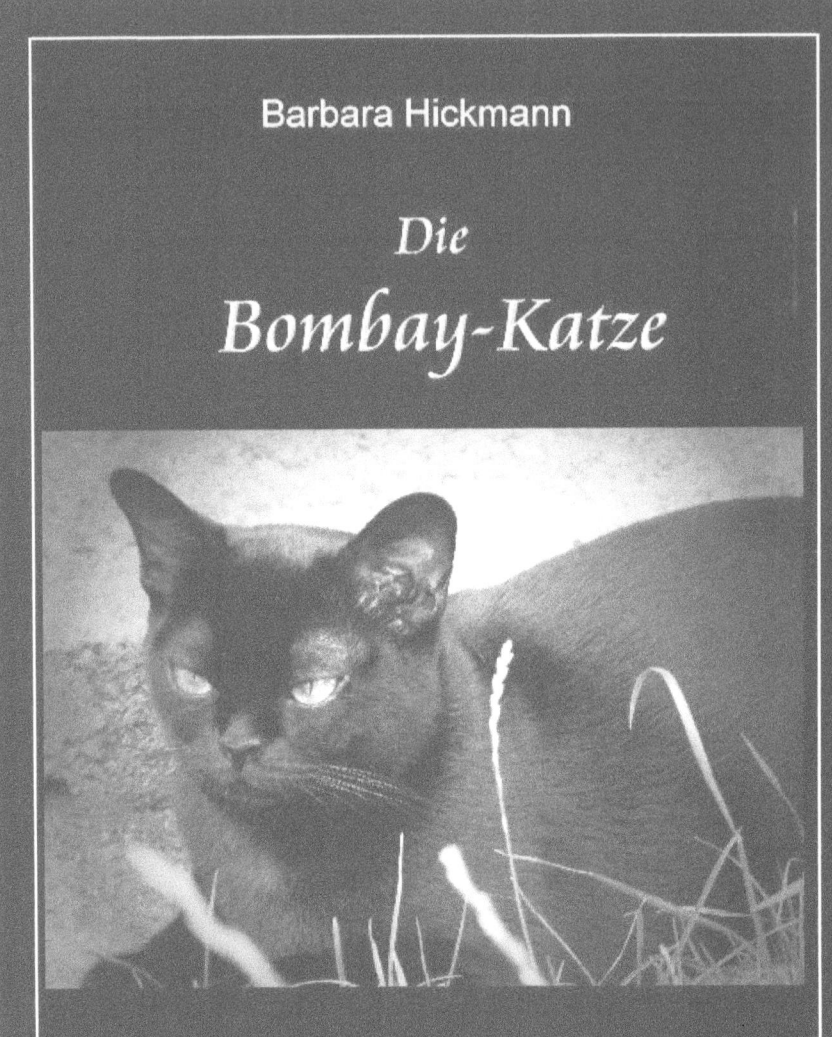

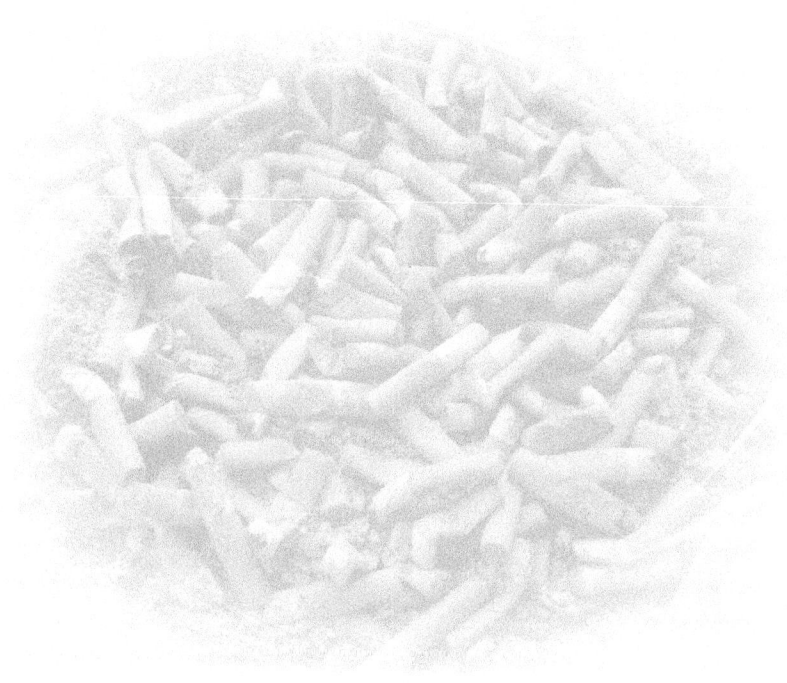

MIX
Papier aus verantwortungsvollen Quellen
Paper from responsible sources
FSC® C105338